DE
L'OPPORTUNITÉ
DES
GRANDES OPÉRATIONS

PAR

Le D' POLACZEK,

Ex-chirurgien de la garde nationale de la Seine.

———

PARIS

ADRIEN DELAHAYE, LIBRAIRE-ÉDITEUR

PLACE DE L'ÉCOLE-DE-MÉDECINE

—

1872

DE

L'OPPORTUNITÉ

DES

GRANDES OPÉRATIONS

PAR

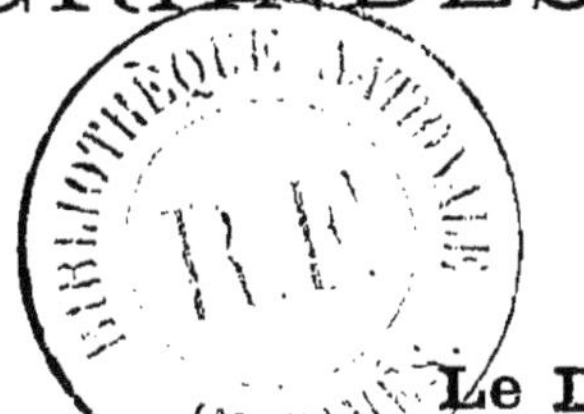

Le Dr POLACZEK,

Ex-chirurgien de la garde nationale de la Seine.

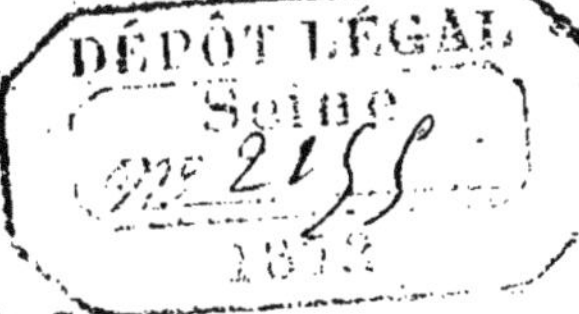

PARIS

ADRIEN DELAHAYE, LIBRAIRE-ÉDITEUR

PLACE DE L'ÉCOLE-DE-MÉDECINE

—

1872

A M. LE BARON LARREY,

CHIRURGIEN EN CHEF DE L'ARMÉE FRANÇAISE,
MEMBRE DE L'ACADÉMIE DE MÉDECINE ET DE L'INSTITUT,
GRAND OFFICIER DE LA LÉGION D'HONNEUR, ETC.

Permettez-moi, Monsieur le Baron, de mettre votre nom à la tête de cette relation de campagne chirurgicale. J'aurais voulu avoir quelque ouvrage à vous offrir; mais si un débutant ne peut donner que ce qu'il a, peut-être rachètera-t-il à vos yeux la modicité du présent par les hommages respectueux d'une de ces profondes et sincères admirations que vous inspirez.

A. POLACZEK.

DE L'OPPORTUNITE

DES

GRANDES OPÉRATIONS

AVANT-PROPOS.

Dans cette courte dissertation j'ai touché les deux points de la pratique chirurgicale, question souvent débattue et toujours pendante : la conservation ou l'amputation primitive.

Qu'on se persuade bien de cette vérité, conseiller l'amputation d'un membre, c'est donc désespérer de sa conservation, c'est donc déclarer au malade qu'il ne lui reste que cette voie de salut.

Dans les fractures comminutives qui succèdent à des coups de feu, l'on arrête, par l'opération, les accidents qui sont attachés à ces sortes de plaies, les inflammations diffuses, les fusées purulentes, les dénudations des os, les nécroses consécutives, les suppurations interminables sans cesse renaissantes, etc., accidents qui ne le cèdent en gravité à ceux de l'opération, qui s'accompagnent de longues souffrances, et peuvent durer des années pendant lesquelles la vie du malade est sans cesse remise en question. Si l'opération primitive est généralement admise, il y a encore une partie minime de chirurgiens qui sont partisans de l'amputation secondaire. La source de cette pratique opposée l'une à l'autre se trouve dans les deux tendances de l'esprit humain dont Bacon a si bien signalé l'influence sur les sciences, la témérité excessive et l'irréflexion en opposition avec l'hésitation et l'excessive timidité. C'est à se garantir de ces deux excès également funestes que doivent s'appliquer ceux qui veulent exercer la chirurgie avec distinction et succès.

Pendant les deux siéges de Paris, initié à la pratique chirurgicale sous la bienveillante direction de M. le Dr Desormeaux, chirurgien de l'hôpital Necker, j'ai vu pratiquer un grand nombre d'amputations, dont certaines étaient des opérations primitives qui ont réussi, d'autres, et dans ce nombre sont presque toutes les opérations consécutives, donnaient un très-fâcheux résultat.

Dans ces deux sortes d'opérations on a à tenir compte de l'état général de l'organisme, car il n'est pas douteux qu'il exerce sur le résultat une influence puissante.

Seulement, quand on opère consécutivement après un épuisement produit par les longues douleurs et les abondantes suppurations, on se met dans une condition défavorable au succès des opérations. Par l'amputation primitive, on simplifie non-seulement la plaie, mais on abrége la durée de la maladie, et par cela même on rend les malades plus capables de résister aux accidents que fait naître l'opération. Ce n'est, non-seulement la pratique des plus éminents chirurgiens de la capitale, mais aussi le précepte de l'illustre Larrey que j'ai puisé dans sa *Clinique chirurgicale*.

Je n'oublierai jamais les bons conseils de M. le Dr Desormeaux, chirurgien de l'hôpital Necker, pour lesquels je lui voue une vive et profonde reconnaissance.

Que M. Letenneur, professeur de l'école de médecine de Nantes, et M. Galezowski, l'ancien professeur de l'Université de Vilna reçoivent l'expression de ma gratitude pour la bienveillance avec laquelle le premier guida mes premiers pas ; les encouragements que tous les deux accordaient avec sympathie à mes débuts d'étudiant.

Je souhaite que ce faible témoignage de ma vénération pour eux, leur rappelle un de leurs plus sincères amis.

CHAPITRE PREMIER

LA CLASSIFICATION DES PLAIES PAR ARMES A FEU

Les plaies par armes à feu sont aussi nombreuses que variées, et l'on comprend facilement tous les désordres que peuvent produire les armes de guerre : armes blanches, depuis la simple piqûre de bayonnette ou de lance, jusqu'aux plaies superficielles ou profondes qui n'entament que les parties molles, avec hémorrhagie ou sans hémorrhagie (1), armes à feu depuis la contusion, plaie en séton, jusqu'aux larges délabrements et d'effroyables désordres produits par des coups de feu, le choc du boulet, des éclats d'obus, de bombe ou de biscaïens suivis de la dilacération des tissus et de la rupture des vaisseaux. Le choc des projectiles à la fin de leur course est suivi sans la déchirure des tissus protecteurs, de l'ébranlement des organes, de la rupture des vaisseaux intérieurs avec épanchements de sérosité, de

(1) Les fractures par les armes blanches ne sont pas très-rares : les coups de sabre, de damas de Perse déchirent les chairs, fracassent les os, pénètrent dans les cavités et désorganisent à des degrés relatifs les viscères qui entretiennent l'existence.

sang, ou consécutivement de pus dans une des cavités de l'économie. Les épanchements dans le crâne sont rares, ceux dans le thorax sont moins rares, l'abdomen en est le siége assez fréquent, mais les épanchements articulaires s'observent très-souvent, de là une certaine classe de maladies qui peuvent faire partie de la pathologie médicale.

On voit bien par ces quelques remarques, que, même pour les blessures de guerre, il n'y a rien de positivement tranché entre les maladies qui font l'objet de la pathologie médicale et celles qui sont spécialement étudiées dans la pathologie chirurgicale.

On peut diviser les blessures de guerre suivant l'arme qui les a produites, et suivant l'organe où siége le mal. La première distinction à établir est importante au point de vue purement didactique, mais la seconde est excessivement importante pour la thérapeutique chirurgicale. Ainsi une arme blanche blessant un vaisseau, pénétrant dans une cavité, comme poitrine, abdomen ou articulation, provoque des lésions, soit primitives soit consécutives, bien plus graves qu'une arme à feu, comme obus, bombe, etc., n'entamant que des parties molles et superficielles.

Dans la division par siége, il est à considérer les plaies de l'enveloppe osseuse ou charnue et les plaies des organes contenus dans une des trois cavités de l'économie.

Les plaies de la tête :

1ª Plaies du cuir chevelu.

2º Lésions de l'oreille, avec ou sans altération de l'organe de l'ouïe.

3º Fracture du crâne, avec ou sans enfoncement des os.

4º Plaies de l'encéphale et leur influence sur les fonctions intellectuelles.

5º Plaies de l'orbite et les maladies de l'organe de la vue à la suite des lésions partielles du cerveau et des nerfs optiques.

6º Lésions des voies lacrymales.

7º Plaies de la face compliquées de fistules lacrymales, salivaires ou dentaires.

8º Plaies de la langue, et les fractures des mâchoires et des dents.

9º Plaies du cou et de la gorge.

10º Plaies non pénétrantes ou pénétrantes de la poitrine compliquées de lésions du péricarde et du cœur.

11º Plaies non pénétrantes ou pénétrantes du

bas-ventre, accompagnées de la sortie de viscères
et d'épanchements sanguins,

12° Plaies de la vessie et des organes génitaux
chez l'homme.

13° Plaies du périnée et du scrotum.

14° Plaies pénétrantes des articulations, leur
phlegmasie à la suite de la pénétration de l'air
dans les cavités synoviales.

15° Fractures des membres et leurs luxations
pouvant se subdiviser en fractures diaphysaires,
épiphysaires et articulaires.

16° Plaies des artères, des veines et des
nerfs.

Je n'ai nulle prétention en mettant sous les
yeux du lecteur, cette classification des traumatismes de guerre, de parcourir avec lui ce vaste
cercle de lésions qui mettraient à contribution
non-seulement les champs de bataille, mais aussi
les hôpitaux civils où s'accumulent d'autres blessures non moins dignes d'attention de l'observa-
teur, blessures de travail. Quelle que soit la cause
qui détruit l'intégrité de nos tissus, les mêmes
moyens doivent être employés pour obtenir la
réunion par laquelle on arrive à leur parfaite
guérison. Ainsi, pour réunir et fixer en contact
les muscles divisés, il faut des moyens qui agis-

seut dans toute leur étendue, les maintiennent comprimés et assurent constamment la position qui a été donnée à la partie malade.

Quand il s'agit des parties molles, tout le monde s'accorde sur la réunion médiate ou immédiate ou plutôt sur l'opportunité de l'une de ces méthodes. Les indications curatives ne sont plus les mêmes lorsqu'il s'agit des fractures des membres. Les os sont-ils brisés ou fracassés en plusieurs fragments ; ces fracas sont-ils accompagnés d'attrition dans les chairs et de rupture des principales artères du membre, ces différents cas nécessitent l'intervention active du chirurgien qui varie suivant l'étendue de la lésion. Une fracture esquilleuse étant donnée, avec ou sans plaie à l'extérieur des parties molles, on demande quelle conduite doit tenir le chirurgien appelé à donner les soins à un homme atteint de cette fracture. En d'autres termes, la conservation du membre doit-elle être préférée à la résection ou à l'amputation, ou bien doit-on sacrifier le membre en faisant son amputation pour sauver la vie? Quels sont les cas de fractures où les amputation sont jugées nécessaires, et si l'amputation est inévitable, à quelle époque doit-on la pratiquer? Que faut-il penser des amputations secondaire ou tardives? Telles sont les trois propositions du même problème à résoudre, ayant pour but la conservation de la vie de l'homme. La première cherche à conserver l'intégrité du membre lésé; la seconde, pour sauver la vie, en fait le sacrifice ; la troisième, tente la conservation, mais forcée par la marche de la maladie, par l'imprévu des choses, se décide à faire l'ablation du membre, décision tardive qui prépare au malade une terminaison funeste. Je me propose dans ce travail de discuter la valeur, les avantages et les inconvénients de chacune de ces méthodes.

CHAPITRE II.

LA CONSERVATION OU L'AMPUTATION PRIMITIVE.

L'un des problèmes de la chirurgie le plus grand, cette question si grave de l'amputation immédiate ou de la conservation du membre, a été traité par les hommes les plus compétents dont les noms sont connus dans la science. Je n'aurai donc qu'à glaner après les autres pour faire une ample moisson.

Il s'agit d'abord de bien préciser les cas où tous les chirurgiens sont d'accord pour amputer; en second lieu de proscrire d'une manière absolue les amputations secondaires, détestable pratique que celle qui consiste *à tenter* la conservation en se réservant d'amputer; en troisième lieu, de faire la conservation, mais avec connaissance de cause; il est vrai que les cas de conservation sont souvent bien difficiles à déterminer. Prenons un cas particulier, plaie du genou où M. Sédillot conseille l'amputation, faisant une réserve pour celles qui intéressent la synoviale seule, ou les os très-superficiellement; il arrive souvent que les lésions du genou sont profondes sans qu'on s'en puisse douter, et la marche des arthrites traumatiques est fort insidieuse (1).

La désignation spéciale des cas qui exigent l'amputation primitive est possible, on peut déterminer *à priori* et d'une manière positive ceux qui la nécessitent, car l'ablation consécutive doit être strictement réservée pour les cas :

1° De gangrène sèche ou de congélation ;

2° De gangrène traumatique qui se propage rapidement de proche en proche sur la continuité des tissus, elle passe d'un membre à l'autre, gagne le tronc, infecte les organes et tue le malade.

3° De convexité du moignon ou saillie de l'os. Cette opération nous paraît dangereuse et parfaitement inutile.

Si une portion de l'os dépasse les chairs, il vaut mieux la laisser se nécroser, en abandonnant tout le travail à la nature, qui sépare la portion d'os nécrosée et qui ramène ensuite les chairs à se rapprocher, à se mettre en contact en recouvrant l'os sain.

4° D'ostéo-sarcome, qui consiste dans le

(1) Chirurgie de guerre, du traitement des fractures des membres par armes à feu. Lettre de M. C. Sédillot à M. le professeur Stocker, in-8. Strasbourg, typ. Schauenbürg.

ramollissement, le gonflement et la dégéné-
rescence de la substance propre de l'os.

5° De tubercules et de fongus hématodes.
Dans ce dernier cas, l'amputation ne me paraît
pas bien utile,, car la maladie est très-souvent
générale et elle infecte toute l'économie. En
résumé, l'amputation consécutive est indiquée
dans les cas de gangrène traumatique ou celle de
congélation.

Les cas d'amputation primitive sont bien plus
nombreux.

Premier cas. — La destruction de la continuité
d'un membre dans toute son épaisseur. L'attrition, l'engorgement, le tiraillement et l'inflammation sont si considérables que pour mettre fin
à ces accidents, on pratique l'amputation immédiatement au-dessus du désordre.

Deuxième cas. — La coupe totale d'un membre
par une hache ou les machines à vapeur. Quelle
que soit en apparence l'uniformité de la division
des parties, la cicatrice se ferait difficilement,
serait accompagnée de difformité ou d'un tiraillement profond plus ou moins douloureux. Il est
donc nécessaire et toujours urgent de pratiquer
l'amputation.

Troisième cas. — Les os fracturés et les parties molles fortement contuses, déchirées et profondément atteintes, exigent l'amputation à l'instant même; sans cela toutes les parties désorganisées seraient bientôt atteintes par la gangrène.

Quatrième cas. — La rupture des principaux vaisseaux d'un membre, sans cependant fracturer les os forcerait également d'opérer sur-le-champ le blessé, car le membre qui se trouverait privé de vie tomberait nécessairement dans un état de sphacèle.

Cinquième cas. — Les fractures des os, la rupture des muscles, des tendons, des aponévroses et des vaisseaux, sans solution de continuité à la peau, ce qui se reconnaît par le gonflement et une sorte de fluctuation. Si l'on a des doutes sur la désorganisation des parties, on doit par une incision préalable, donner issue à du sang épanché et s'assurer ainsi du désordre intérieur des parties. L'ecchymose, dans cette circonstance, ne peut se manifester à l'extérieur, parce que les vaisseaux de communication de la peau avec les parties intérieures ont été rompus, que l'épanchement sanguin se fait naturellement dans les excavations profondes, résultat de la rupture des muscles et des autres parties, et qu'il n'a pas le moyen de pénétrer le tissu de la peau.

Le fait suivant démontre le désordre osseux le plus grave, tout en présentant l'intégrité de la peau.

Le nommé Bonnerot (Augustin), âgé de 32 ans, serrurier, est apporté à l'hôpital Necker dans le service de M. Desormeaux.

Le malade présente l'articulation du genou gauche distendue par un épanchement considérable, la mobilité et la crépitation très-marquées au niveau du tiers inférieur du fémur, mais la peau apparaît parfaitement saine. Après un examen minutieux, M. le D\u1d63 Desormeaux porta le diagnostic de *fracture intra-condylienne du fémur*, ce qui a été vérifié par l'autopsie.

En effet, à l'examen de l'articulation, on trouve les parties molles du jarret et de la moitié infé-rieure de la cuisse, infiltrées de sang en voie de décomposition ; l'artère fémorale présente une ouverture de 2 millimètres de diamètre, le fémur fracturé à son tiers inférieur ; les deux condyles séparés par une fente perpendiculaire qui descend jusqu'au plateau articulaire du tibia, une esquille mobile, longue de 5 centimètres, se trouve implan-tée dans le condyle interne du fémur. Quelle désorganisation au milieu de ce calme apparent, de cette bénignité qui cachait tant de désordres !

Sixième cas. — Les plaies des articulations, surtout celles du genou ou du pied, nécessitent l'amputation immédiate, c'est-à-dire dans les premières vingt-quatre heures au plus tard. Telle est la règle consacrée par une expérience de plusieurs siècles et par l'autorité des chirurgiens des plus grands noms. Le célèbre Percy, l'illustre Larrey recommandaient de pratiquer l'amputation pour tous les cas dans lesquels on a bien reconnu l'impossibilité de conserver le membre.

Si le chirurgien conseille l'amputation, là où elle est inutile, où en fin de compte le malade se félicite d'avoir résisté aux conseils du chirurgien, cela ne prouve qu'une chose, que le chirurgien a fait erreur de diagnostic.

Cependant on peut citer quelques rares exceptions de plaies articulaires guéries par l'immobilisation. M. Tarnier a présenté dernièrement à la Société de chirurgie, un soldat blessé à Champigny. Cet homme porte dans ses tissus une balle qui est située au côté externe du genou gauche à 2 centimètres au-dessus de la rotule, immédiatement au-dessus du condyle. D'après la disposition de la blessure, l'articulation doit avoir été ouverte. Le malade traité par l'immobilisation guérit sans accidents. La balle est toujours là, mais elle est mobile et paraît s'être rapprochée de la peau.

Deux de mes malades de Beaujon, a dit M. Dolbeau, ressemblent au blessé de M. Tarnier. L'un a reçu la balle à la partie antérieure du condyle externe ; elle est logée exactement sur le bord externe de la rotule. Chez l'autre malade, la balle est fixée au même point que le blessé de M. Tarnier, seulement elle a pénétré par le creux poplité. Une arthrite suraiguë survint, mais elle guérit par l'immobilisation.

Donc on doit pratiquer sciemment la conservation ou l'amputation, c'est-à-dire en connaissance de cause ; chacune de ces méthodes a ses indications précises, il faut les remplir et non pas faire des tentatives de conservation pour arriver à une mutilation plus ou moins lointaine, quand les souffrances que le malade a endurées sont en pure perte, quand la nature s'est presque épuisée en de longs efforts, pour obtenir la séparation des tissus.

L'organisme affaibli par ce travail de restauration subissant l'amputation, est obligé de travailler sur de nouveaux frais, résistera-t-il à toutes les atteintes qui pourront se produire pen-

dant la longue période de suppuration et de cicatrisation, car je compte illusoire la réunion immédiate dans les amputations à la suite de
désordres si graves. Eh quoi! au bout de vingt ou
trente jours, le pronostic est-il fâcheux, on en
vient à l'amputation pour se préparer à coup sûr
un échec.

Admettant même, que par un concours de cir-
constances heureuses, sur lesquelles on ne peut
toujours compter, quelques blessés échappent au
danger des accidents primitifs, cela ne prouve
rien en faveur de l'amputation consécutive. Cela
prouve seulement que le chirurgien, en remplis-
sant bien l'indication, a pu conserver le membre,
dans la supposition qu'il ne soit point nuisible à
l'individu et qu'il puisse lui être de quelque
utilité. Il est vrai qu'on a souvent à lutter contre
les répugnances de la part des malades qui ne se
laissent que difficilement amputer. Ils cèdent à la
longue, quand il n'est plus temps, et à qui par
l'amputation primitive, on conserverait la vie, ou
au moins on aurait toute chance de succès. Dans
cette occurrence, le chirurgien peut, je crois,
refuser de pratiquer l'amputation tardive qui
conduit inévitablement le malade à la mort.

J'extrait de l'excellent travail de M. Vaslin, plusieurs faits qui démontrent mieux que je ne saurais faire l'exactitude de mes réflexions (1) :

1er FAIT. — Fracture comminutive du bras compliquée de bles‑ sure de l'humérale et du nerf médian.— Tentative de conser‑ vation. — Hémorrhagie secondaire par ulcération du bout central de l'humérale. — Amputation. — Mort. (Fait commu‑ niqué par M. le professeur Richet).

L. Brune, capitaine des mobiles d'Ille-et-Vilaine, est blessé, le 2 décembre, et transporté à l'ambulance du Théâtre-Français. Une balle lui a traversé le bras à la partie moyenne; entrée à la partie externe au-dessus de l'épicondyle, elle est sortie en dedans du biceps à la partie moyenne du bras. L'humérus est brisé comminutivement à son tiers inférieur. L'humérale est complétement divisée au même niveau ; elle est oblitérée. Pas d'hémorrhagie. Absence du pouls radial et cubital, paralysie complète du sentiment et des mouvements dans les parties animées par le nerf médian. Le blessé a perdu peu de sang, il est solidement constitué et désire à tout prix conserver son bras.

MM. les professeurs Richet et Denonvilliers

(1) Etude sur les plaies par armes à feu ; plaies des artères, fractures dans la continuité et la contiguïté ; plaies de l'orbite et de l'appareil oculaire, par Louis Vaslin. (Thèse inaugurale, Paris, 1871).

après un examen, proposèrent l'amputation, il durent s'incliner devant l'opposition formelle du malade.

On débride l'orifice de sortie et plusieurs esquilles mobiles de petite dimension sont extraites du foyer de la fracture. Le membre couvert de cataplasmes est placé dans une gouttière. La circulation se rétablit rapidement à l'avant-bras et à la main. Au bout de trente-six heures on sent renaître les pulsations de la radiale et de la cubitale; mais l'insensibilité persiste à la main sur toute la surface de distribution du nerf médian. Le gonflement et la suppuration au niveau de la fracture sont modérés. Le douzième jour, une hémorrhagie abondante de sang artériel se produit par les orifices d'entrée et de sortie. La compression de l'humérale à son origine maîtrise l'écoulement sanguin. Il est évident que ce tronc artériel est rendu perméable par la désobstruction de l'un ou des deux bouts. Le bras est considérablement gonflé au niveau de la fracture, tant par les formations de caillots sanguins que par l'engorgement des tissus œdématiés. On voit à la pâleur générale dès téguments que cette perte de sang a considérablement anémié le blessé.

M. Vaslin discute ici les deux éventualités, l'amputation ou la ligature des deux bouts de l'artère dans la plaie, les avantages de l'une, les difficultés et le succès douteux de l'autre pouvant donner en perspective une récidive hémorrhagique, une suppuration diffuse et une absence de consolidation. Choisir la ligature, c'est vouer le malade à une mort certaine, ou à une infirmité inévitable.

Le malade écouta cette fois avec plus de raison, comme cela arrive très-souvent, l'avis de ses chirurgiens. L'amputation consécutive, continue M. Vaslin, fut donc décidée. M. le professeur Richet la pratiqua vers le tiers supérieur à deux lambeaux, l'un interne, l'autre externe. La circulation collatérale était tellement développée par le fait de l'oblitération momentanée de l'humérale que l'on dut faire seize ou dix-sept ligatures. Les artères du nerf médian et radial s'étaient accrues au point de nécessiter des ligatures.

A l'autopsie du membre, on trouve le foyer de la fracture rempli de caillots sanguins. L'artère humérale était complétement divisée, les deux bouts étaient rétractés, distants l'un de l'autre de 3 ou 4 centimètres, le bout supérieur était ulcéré et friable. C'est de lui que venait le sang. Quant au bout inférieur il était solidement oblitéré. Le

nerf médian n'était que contusionné; probable-
ment sa contusion avait été assez violente pour
déterminer la suppression de l'innervation. Le
blessé, après avoir donné le meilleur espoir sur
l'issue de l'opération, fut pris de frisson et succomba d'infection purulente le douzième jour de
l'opération, le vingt-cinquième après la blessure.
L'examen des pièces anatomiques confirmait
pleinement la conduite des chirurgiens en ce
qu'ils ont proposé d'emblée l'amputation du
bras, et non pas comme dit M. Vaslin parce qu'ils
tentaient la conservation, malgré la rupture de
l'humérale.

La théorie, d'accord avec l'expérience, a dé-
montré que toute plaie au fond ou sur le trajet
de laquelle un grand os participe à la solution de
continuité doit subir un travail très-long de suppuration, les tissus se mortifient, le membre est
couvert de petites eschares habituellement superficielles, quelquefois profondes ; la gangrène s'y
propage ; l'élimination et la mortification s'opèrent
avec lenteur ; tel est le cortége de symptômes
qui accompagnent la blessure compliquée d'une
rupture de l'artère, que pour mettre fin à cet
état fâcheux, on est obligé, tôt ou tard, de venir à
la mutilation. Nous avons dit ce que nous pen-

sons de l'amputation consécutive, il est inutile d'y revenir, donc c'est à l'opération primitive qu'il fallait avoir recours.

2e FAIT. — Fracture comminutive de la partie moyenne du fémur droit. Tentative de conservation par la méthode de l'occlusion. — Suppuration diffuse de la cuisse. — Amputation au tiers supérieur. — Mort.

S...., soldat au 70e de ligne, est atteint d'un coup de feu à la cuisse droite, le 23 septembre, dans une reconnaissance du côté de Vitry et transporté à l'ambulance du Dr Rota, rue Picpus. A la partie antéro-interne du tiers moyen de la cuisse droite, se présente l'orifice d'entrée de la balle; il n'existe pas d'orifice de sortie. Le fémur, à ce niveau, est fracassé. On cherche vainement le projectile. L'exploration directe de la plaie, à l'aide d'une sonde de femme, la palpation de la région postérieure de la cuisse, ne donnent que des résultats négatifs.

On pratique l'occlusion de l'orifice d'entrée avec la baudruche et le collodion, dix-huit heures environ après l'accident. On immobilise le membre dans un appareil de Scultet. Les huit premiers jours tout se passe bien. La cuisse se gonfle à peine; pas de fièvre; le blessé s'alimente assez bien.

Vers le douzième jour, la cuisse commence à se gonfler, et en quelques jours elle double de volume. La baudruche et la couche de collodion, qui obturent l'orifice d'entrée du projectile, sont bientôt soulevées par une nappe de pus. Il devenait évident qu'une suppuration profonde et considérable s'était formée au centre du membre. M. le D{^r} Labbé enlève l'appareil occlusif, et, par la pression exercée à une grande distance au-dessus et au-dessous de l'orifice d'entrée de la balle, fait sortir par ce dernier environ un demi-litre de pus. Toute la cuisse est infiltrée de pus. Le blessé présente une teinte subictérique, la diarrhée commence, l'appétit est nul. Il est temps d'intervenir radicalement.

L'amputation de cuisse est pratiquée au tiers supérieur, c'est-à-dire au-dessous des trochanters, le 12 octobre.

On trouve en effet les parties molles de la cuisse infiltrées de pus jusqu'au niveau des condyles fémoraux. Le corps de l'os était divisé en trois grands fragments, comprenant presque toute sa longueur. La balle ne fut pas retrouvée, bien que recherchée avec beaucoup de soin.

Le blessé succomba, le troisième jour de l'amputation, d'épuisement.

Malgré cet échec, la conservation pouvait être pratiquée, et il faut rechercher plutôt la cause de la mort dans la faiblesse de la constitution du malade, dont l'observation ne parle pas, que dans la priorité d'une telle ou telle méthode.

3e FAIT.

M..., lieutenant au 59e de ligne, reçoit, dans la cuisse gauche, au combat de Thiais, le 12 octobre 1870, une balle qui lui brise le fémur, à la partie moyenne. Il reste huit heures sur le champ de bataille, sans être relevé, puis est apporté à l'ambulance, sur les épaules de quatre soldats, avec des douleurs inouïes.

Dès mon arrivée, je constate que l'os de la cuisse est broyé au niveau de son tiers moyen. L'ouverture d'entrée, située en avant, permet l'introduction facile du doigt indicateur, qui arrive jusque dans le foyer fracturé; mais c'est surtout par l'ouverture postérieure qu'on constate la présence des esquilles. Les gros vaisseaux et nerfs ne paraissent pas avoir été touchés. Le blessé a perdu peu de sang.

En présence de cette situation, je ne cache pas au blessé que son membre est tellement compromis que l'amputation me paraît nécessaire. Il s'y refuse absolument. Je me décide alors à lui agrandir les ouvertures. J'extrais huit ou dix longues et grosses esquilles ; puis, pour assurer le libre écoulement des liquides, je place un *séton-tube* allant de l'ouverture d'entrée à celle de sortie, à travers le foyer de la fracture ; enfin, j'établis à travers le tube un courant d'eau froide continu.

Les choses allaient à merveille, lorsqu'au septième jour le blessé est pris d'un frisson, assez léger et peu caractéristique d'ailleurs. Dans la nuit du neuvième jour, la sœur de l'ambulance, croyant entendre que le courant liquide était plus fort que de coutume, s'aperçoit que c'était du sang et non de l'eau qui remplissait le vase. L'interne de garde, immédiatement prévenu, constate l'hémorrhagie et applique le tourniquet dans le pli de l'aine. Le lendemain, je trouve le malade froid, exsangue, ayant eu un nouveau frisson et délirant. Le membre était énormément gonflé, le pouls petit et imperceptible. Il succombe sans reprendre connaissance, le onzième jour de sa blessure. Il n'a pas été possible de faire l'autopsie.

La source de l'hémorrhagie est restée douteuse. Il est probable, néanmoins, que c'est par la fémorale profonde, ou du moins l'une de ses branches, que s'est fait l'écoulement sanguin, car la fémorale superficielle pouvait être suivie tout le long de son trajet, et les pulsations de la tibiale postérieure en arrière de la malléole, quoi-que bien faibles, étaient encore perceptibles.

Le refus formel du malade empêche de pra-tiquer l'opération primitive, elle était pourtant indiquée s'il en fut jamais. L'auteur de l'ob-servation ayant vu que la blessure entraînait à coup sûr la perte du membre, eut le courage de la proposer et ne dut s'incliner que devant le refus du malade.

4e FAIT.

Très-court résumé d'une intéressante observa-tion tirée de la thèse de M. Vaslin.

Coup de feu du pli du coude gauche ; large et profonde dilacé-ration de cette région ; hémorrhagie immédiate grave arrêtée par la compression directe. — Gangrène consécutive de la main, de l'avant-bras et de la partie inférieure du bras. — Mort par infection gangréneuse avant que l'amputation soit praticable.

Rolland, âgé de 59 ans, garde national, est blessé le 24 mai à la défense d'une barricade de la rue Saint-Jacques.

Le pli du coude gauche offre au niveau de l'interligne articulaire une profonde et large perte de substance creusée en forme d'entonnoir et pouvant loger une orange assez volumineuse.

La surface de la plaie a l'aspect gangréneux. Le tendon du biceps est éraillé et établit les limites externes de la lésion; la masse musculaire épitrochléenne et le brachial antérieur sont totalement détruits et transportés dans une étendue de 3 à 4 centimètres. Profondément on sent l'apophyse coronoïde du cubitus, écrasée en plusieurs petits fragments.

Les vaisseaux et les nerfs de la région ont subi le même sort que les muscles atteints. Le nerf médian et l'artère humérale sont détruits dans la même étendue qu'eux.

A deux travers de doigt au-dessus de l'épitrochlée existe une petite plaie de 9 centimètres de diamètre, analogue à l'orifice de sortie d'une balle. Les pouls radial et cubital sont imperceptibles; la main est d'une pâleur livide, insensible, froide, incapable d'aucun mouvement. Le blessé est pâle, abattu, débilité par des fatigues antérieures à sa blessure et la perte de sang qu'il a faite au moment de la blessure. La langue est sèche, la soif vive, le pouls petit, fréquent. En somme, l'état local et général implique l'imminence d'une gangrène.

Le membre, pansé à l'alcool camphré pur, est placé dans une gouttière. Le régime fortifiant.

Le huitième jour, la main et l'avant-bras sont complétement sphacelés. On y pratique de longues et profondes incisions pour donner sortie aux gaz et aux liquides putrides.

Le 5 mai, le douzième jour environ de l'accident, la gangrène gagne en étendue, remonte jusqu'à la partie moyenne du bras, tendant à envahir le reste du membre. Cependant à quelques travers de doigt du pli du coude, vient bientôt se dessiner sur la peau un sillon de séparation des parties mortes et de celles qui doivent continuer de vivre. Au niveau, on pratique de profondes incisions pour aider le travail d'élimination et arrêter autant que possible les progrès de la gangrène.

9 juin. — Le gonflement inflammatoire du bras a presque disparu, le sillon éliminatoire s'accentue, mais les téguments sont décollés par la mortification du tissu cellulaire sous-jacent bien au delà de cette ligne de démarcation.

M. le professeur Richet se proposait de pratiquer l'amputation le lundi 12 juin, quand, le dimanche matin, le blessé fut pris d'un frisson violent, suivi de fièvre, de diarrhée. M. Richet pense qu'il y avait eu résorption des liquides putrides provenant des parties sphacelées et que le blessé avait un commencement d'infection gangréneuse. Son diagnostic ne tarda pas en effet à se confirmer. L'amputation fut donc ajournée, et le blessé succomba le 17 juin, cinq jours après le début de l'infection.

L'auteur de l'observation n'était pas pour l'amputation immédiate, s'accusant de l'ignorance où l'on était des proportions qu'acquerrait la gangrène. La règle était de s'assurer de l'étendue du mal par des incisions préalables et de procéder ensuite à l'amputation ; le mauvais état général se serait complétement relevé de la stupeur et de l'affaissement où il se trouvait après l'élimination des parties mortifiées.

Qu'on se figure par la pensée un lambeau de chair en putréfaction attaché à un corps vivant. La putridité tant soit peu considérable, le travail réparateur se ralentit, le pouvoir absorbant de la plaie devient plus grand, l'empoisonnement général doit s'ensuivre.

L'organisme, envahi par ce dernier, lutte encore, il essaye d'éliminer les parties mortifiées, de se débarrasser par toutes les voies excrétoires du poison destructeur, et pendant que ces grands efforts se produisent, le travail de réparation est enrayé et l'organisme est vaincu nécessairement dans tous les cas de séjour prolongé des matières septiques. Or, ce séjour des matériaux destructeurs est bien long dans les amputations tardives où l'organisme travaille double, il s'emploie d'abord à expulser toutes les parties mortifiées de la plaie et ensuite, l'amputation faite, à construire sur le terrain ainsi déblayé, l'organe de nouvelle formation qui est le réparateur indispensable, c'est-à-dire la membrane cicatricielle ; par l'expectation, on perd 19 jours pour arriver à l'amputation du membre, dont le travail de cicatrisation doit durer au moins 60 jours. A cette longue période de maladie, le blessé ne résistera pas et succombera nécessairement d'infection gangréneuse. Je crois du reste que l'auteur a fait confusion de la gangrène traumatique d'avec la gangrène spontanée, par l'artérite, par le seigle ergoté, l'opium, etc.

Dans cette dernière, on peut consacrer un temps nécessaire à l'élimination des eschares jusqu'à ce que le cercle inflammatoire entre les parties mortes et les parties saines se forme, se creuse de la circonférence vers les parties profondes, jusqu'à ce que toute l'épaisseur des parties mortifiées ait été détachée. La conduite du chirurgien n'est plus la même dans le cas de

gangrène traumatique, qui est purement artifi-
cielle, gangrène par contusion. Là le couteau du
chirurgien doit détacher les parties mortes et
faciliter ainsi le travail de réparation.

5e FAIT.

S. ., blessé le 2 décembre 1870, à la bataille de
Villiers, transporté à l'hôpital des Cliniques, le
même jour vers sept heures du soir.

Coup de feu du pied gauche. — Fracture comminutive de la
malléole interne. — Trajet en séton de quatre travers de
doigt ; il traverse la malléole interne ; il passe sous les tendons et la gaîne vasculo-nerveuse qui est intacte. — Traitement par la conservation. — Irrigation continue. — Arthrite
purulente. — Le dix-septième jour de l'accident on propose
au blessé l'amputation du pied. — Mort le vingt-cinquième
jour par infection purulente.

6e AIT.

Coup de feu au coude droit. — Fracture comminutive de l'extrémité articulaire de l'humérus. — Le condyle et la trochlée réduits en fragments. — Une fêlure remontait jusqu'au-
dessus de la grande cavité sigmoïde. — Le radius et le cubitus intacts — L'amputation le onzième jour de l'accident.
— La mort survint le sizième jour de l'opération par infection
purulente.

Statistique chirurgicale des soldats blessés pendant le siége de Paris 1870-71.

Hôpital des Cliniques.

1. L. Sevin, cultivateur, âgé de 54 ans. Fracture oblique de l'olécrâne à cassure très-franche, compliquée de deux petites plaies assez régulières. Traitement par occlusion. avec conservation du mouvement de l'articulation. Guérison.

2. X..., blessé le 24 mai 1871. Profonde déchirure de toutes les parties molles du bras, longue de trois travers de doigt sur deux de large. Pansement à l'alcool pur. Mort par infection purulente.

3. L..., soldat d'infanterie de marine, blessé le 27 mai 1871. Fracture comminutive du tiers supérieur de l'humérus droit. Débridement des orifices d'entrée et de celui de sortie. Passage d'un drain. Mort par infection purulente, le quinzième jour.

4. L. Breton, âgé de 28 ans, soldat d'infanterie de marine, blessé le 25 mai 1871. Fracture comminutive de l'extrémité supérieure de l'humérus droit. Résection d'un fragment d'os de 9 centimètres comprenant toute l'étendue des lésions osseuses. Désarticulation le vingt-deuxième jour de la résection. Guérison.

5. G. Lepique, soldat d'infanterie de marine, blessé le 23 mai 1871. Fracture comminutive de l'extrémité supérieure de l'humérus droit. Tentatives de conservation. Mort le douzième jour, avant que la désarticulation fût praticable.

6. S. Pohon, mobile des Côtes-du-Nord, blessé à Montretout, le 19 janvier 1871. Fracture comminutive de la partie moyenne du radius gauche. Pseudarthrose. Abolition de pronation et de supination.

7. L..., âgé de 26 ans, blessé à la bataille de Villiers-sur-Marne. Déchirure de la paroi antérieure de la fosse iliaque et de la fesse du même côté. Fracture du bord antérieur de l'os iliaque, de l'épine iliaque antéro-inférieure et du sommet du grand trochanter. Phlegmon gangréneux de la fosse iliaque. Arthrite purulente de l'articulation coxo-fémorale. Mort.

8. S..., âgé de 22 ans, blessé le 2 décembre 1870, à Villiers-sur-Marne. Fracture comminutive de l'extrémité inférieure du fémur droit par coup de feu. Amputation primitive au tiers supérieur. Mort.

9. S..., blessé à Villiers-sur-Marne, le 2 décembre. Coup de feu en séton de la jambe droite. Fêlures multiples longitudinales du tibia. Mort d'infection purulente.

10. S..., âgé de 21 ans, blessé à Villiers, le 2 décembre. Fracture transversale du tibia gauche par coup de feu. Absence d'esquilles. Fêlures multiples et très-étendues de deux fragments. Conservation. Mort par infection purulente.

11. Bruniot (Alfred), âgé de 29 ans. Fracture du corps du tibia gauche au tiers supérieur par coup de feu. Raccourcissement de 3 centimètres. Guérison.

12. Collin, âgé de 40 ans, blessé le 24 mai. Fracture comminutive du tibia. Mort par infection purulente.

13. S..., caporal au 6ᵉ de ligne, blessé à Villiers-sur-Marne, le 2 décembre. Fracture comminutive au tiers moyen du tibia gauche. Conservation. Mort d'infection purulente.

14. Mercier, mécanicien, âgé de 40 ans, blessé à Saint-Germain, le 12 avril. Fracture comminutive du péroné. Esquilles adhérentes. Mort d'infection purulente.

15. S..., âgé de 22 ans, blessé à Champigny, le 2 décembre 1870. Fracture comminutive de l'extrémité supérieure du péroné gauche, compliquée de la présence du projectile dans le foyer de la fracture. Extraction immédiate. Ostéomyélite diffuse du fragment inférieur. Arthrite purulente consécutive du cou-de-pied. Mort d'infection purulente.

16. Othonay, âgé de 37 ans, blessé le 25 mai. Coup de feu au tiers moyen de la jambe gauche. Sortie des esquilles. Guérison.

17. S..., blessé à Villiers-sur-Marne, le 3 décembre. Ablation de toute la région postéro-externe de la jambe gauche par un éclat d'obus. Amputation primitive de la cuisse. Guérison.

18. L..., âgé de 22 ans, caporal au 70⁰ de ligne, blessé le 24 mai. Coup de feu en séton au bord de l'avant-pied gauche. Fracture du scaphoïde. Traitement par l'irrigation continue. Guérison sans aucun accident.

17. L..., blessé à Villiers-sur-Marne, le 2 décembre 1871. Coup de feu au pied droit. Fracture du premier métatarsien, compliquée de la présence de la balle dans le foyer de la fracture. Menace d'inflammation diffuse de pied et de jambe. Guérison.

20. L..., âgé de 24 ans, soldat au 70⁰ de ligne, blessé le 24 mai. Plaie en séton au niveau de la rotule gauche, pénétrante dans l'articulation. Agrandissement de l'ouverture par une incision allant d'un condyle fémoral à l'autre. Suppuration fétide. Décollement sous-cutané du genou jusqu'à mi-cuisse. Mort le dixième jour après la blessure.

21. Un soldat blessé le 2 décembre. Fracture articulaire de l'extrémité fémorale et tibiale. Conservation. Mort peu de temps après l'accident.

Hôpital Saint-Antoine.

22. Blaset (Albert), âgé de 28 ans, zouave, blessé à Champigny, le 2 décembre 1870. Fracture comminutive du bras. Immobilisation. Guérison.

23. Bourgeois (Charles), âgé de 22 ans, soldat de ligne, blessé à Villiers-sur-Marne, le 2 décembre 1870. Fracture comminutive de la partie moyenne de l'humérus droit par un coup de feu. Résection le vingtième jour. Guérison avec raccourcissement de 5 centimètres.

24. Richard (Adolphe), âgé de 21 ans, soldat de ligne,

blessé à Champigny, le 2 décembre 1870. Fracture comminutive de la partie moyenne de l'humérus gauche. Résection secondaire le seizième jour. Guérison avec raccourcissement de 6 centimètres.

25. Simoneau, sergent-major au 70e de ligne, blessé à Champigny, le 30 novembre 1870. Fracture comminutive par un coup de feu, de la partie moyenne de l'humérus gauche. Résection secondaire le vingtième jour. Guérison avec raccourcissement de 6 centimètres.

26. Durmand (Emile), âgé de 30 ans, soldat blessé près d'Orléans, le 2 décembre 1870. Balle incluse dans l'os iliaque droit, près de son épine postéro-supérieure. Trajet fistuleux. Séquestre.

27. Duherbot (Pierre), soldat d'infanterie de marine, blessé au plateau d'Avron, le 26 décembre 1870. Fracture comminutive du fémur au tiers moyen. Extraction de quelques esquilles. Guérison.

Diverses ambulances.

28. L..., âgé de 29 ans, capitaine de zouaves, blessé à Champigny. Fracture comminutive de la cuisse droite au-dessus du trochanter. Traitement par la conservation, hémorrhagie secondaire provenant de la fémorale profonde. Ligature de l'iliaque externe. Mort.

29. Théodore A..., âgé de 36 ans, soldat au 1er régiment de ligne, blessé par un éclat d'obus à la partie supérieure de la jambe gauche, le 16 août 1870, à Gravelotte. Fracture esquilleuse du tibia. Hémorrhagie. Ligature de la fémorale à l'anneau du troisième adducteur. Mort.

30. Chapuis (Victor), âgé de 25 ans, fracture du bras à sa partie moyenne, compliquée d'une plaie en séton. Traitement par la conservation. Guérison.

31. Caille, âgé de 20 ans, blessé par une balle qui lui a traversé le bras gauche à la partie moyenne. Fracture esquilleuse. Immobilisation. Guérison.

32. Deutch (Sébastien', âgé de 28 ans, soldat de ligne, blessé le 19 janvier à Montretout. Fracture comminutive de la partie moyenne de l'humérus. Nécrose des extrémités des fragments. Résection. Guérison avec raccourcissement de 5 centimètres.

33. L...., général mexicain, blessé à la porte Maillot. Fracture de l'extrémité supérieure de l'humérus par un petit éclat d'obus. Désarticulation. Mort d'hémorrhagie antérieure à l'opération.

34. Panthil, lieutenant dans le corps auxiliaire des mitrailleuses, est frappé au plateau d'Avron, le 22 décembre, par un éclat d'obus. Fracture comminutive du bras droit à l'union du tiers supérieur avec les deux tiers inférieurs, vaste dilacération des parties molles et ouverture de l'articulation du coude produite par un éclat d'obus. Désarticulation. Guérison.

35. L..., âgé de 22 ans, mobile, blessé à Champigny, le 30 décembre. Fracture comminutive de l'extrémité inférieure de l'humérus gauche. Résection primitive. Mort par infection purulente.

36. Delaire (Octave), âgé de 27 ans, blessé à Montretout, le 15 mai. Fracture comminutive de l'extrémité inférieure de l'humérus droit. Guérison avec conservation de tous les mouvements de l'articulation.

37. Richard (Joseph), âgé de 29 ans, blessé le 12 mai 1871. Fracture comminutive de l'extrémité inférieure de l'humérus gauche. Immobilisation. Guérison avec conservation de tous les mouvements de l'articulation.

38. Bodille (Théophile), soldat de ligne, blessé à Créteil, le 30 novembre 1870. Fracture comminutive de l'extrémité inférieure de l'avant-bras. Irrigation continue. Guérison.

39. Bernard, sergent-major au 114ᵉ de ligne, blessé le 30 septembre au combat d'Hay et Chevilly. Fracture comminutive de l'extrémité inférieure du radius droit par coup de feu. Immobilisation. Sortie des esquilles. Guérison.

40. Favier, 37 ans, blessé le 22 mai 1871. Fracture au tiers inférieur du radius droit. Sortie des esquilles. Supination impossible, les autres mouvements praticables assez facilement.

41. Pousset, étudiant en droit, blessé à la bataille de Patay. Fracture comminutive de l'extrémité inférieure du cubitus. Sortie des esquilles, tous les mouvements exécutables.

42. Un soldat de ligne blessé au combat de Bagneux. La cuisse gauche a été trouée par une balle de fusil. Des compresses d'eau froide. Guérison sans suppuration.

43. Armurier, âgé de 43 ans. Fracture du quatrième métacarpien. Des compresses d'eau tiède. Guérison sans suppuration.

44. Un soldat de ligne, blessé au mois de décembre 1870. Fracture du fémur droit au-dessus du grand trochanter. Consolidation sans grande suppuration.

45. Cochois (Elie), 33 ans, blessé le 20 mai 1871. Fracture comminutive du fémur au tiers inférieur. Immobilisation avec appareil de Scultet. Guérison. Raccourcissement de 4 centimètres.

46. V. S., blessé Bry-sur-Marne, le 19 septembre. Coup de feu à la cuisse droite, à sa partie moyenne. Fracture comminutive du fémur. Extraction des esquilles. Traitement par le séton-tube et les injections alcooliques. Guérison.

47. Hubert (Jean), franc-tireur des Lilas, âgé de 42 ans, blessé, dans une reconnaissance du côté de Bondy, le 8 octobre. Fracture comminutive au tiers supérieur de la cuisse droite, résection primitive. Mort d'épuisement.

48. Leseque, âgé de 23 ans, mobile de la Seine, blessé, le 28 octobre 1870. Fracture sous-trochantérienne du fémur droit, par coup de feu. Résection secondaire le dix-huitième jour. Guérison.

49. Hervé, 51 ans, blessé, à la caserne de la Pépinière, le

22 mai 1871. Fracture comminutive trochantérienne du fémur droit. Immobilisation au moyen de l'appareil de Scultet. Guérison en quatre-vingt-dix jours.

50. Fracture comminutive trochantérienne droite. Hémorrhagie secondaire le neuvième jour par la fémorale profonde. Ligature de l'iliaque externe. Arrêt complet de l'hémorrhagie. Mort d'érysipèle.

51 L., lieutenant de zouaves, blessé à Champigny, le 30 novembre, au genou droit. Plaie en séton. Epanchement intra-articulaire. Immobilisation. Guérison.

52. X., lieutenant de zouaves, blessé au genou gauche. Epanchement considérable intra-articulaire. Immobilisation. Guérison.

53. S., soldat blessé, le 5 novembre, à l'épaule droite. Plaie en séton sous le deltoïde, pénétrante dans l'articulation. Résection de la tète humérale le sixième jour après la blessure. Guérison.

54. Simonin, âgé de 37 ans, blessé le 9 mai. Plaie de l'articulation scapulo-humérale, au-dessous du sommet de l'acromion et au-dessus de l'apophyse coracoïde. Immobilisation. Guérison.

55. Laury, âgé de 30 ans, blessé le 9 mai 1871, une balle lui traversa l'épaule gauche entre l'apophyse coracoïde et l'acrion. Ankylose incomplète, mouvements très-limités.

56. Un mobile, âgé de 25 ans, blessé au coude droit. Broiement de la trochlée et de l'épithochlée. Résection partielle. Guérison avec ankylose.

57. Le colonel de V., blessé, le 2 décembre, à Champigny. Coup de feu au coude. Broiement de l'olécrâne. Résection partielle de cette apophyse. Guérison avec ankylose.

58. X., soldat de ligne, blessé à Champigny, le 30 décembre. Coup de feu au coude. Pénétration dans l'articulation. Résection des extrémités supérieures du radius et du cubitus, et de la partie articulaire de l'humerus. Guérison avec la formation de la pseudarthrose.

59. Un franc-tireur, âgé de 30 ans, blessé à Bondy, le 10 octobre 1870. Coup de feu au coude droit. Fracture comminutive de l'extrémité articulaire humérale. Amputation consécutive. Mort.

60. Angot (Charles), âgé de 20 ans, blessé à Meudon, le 10 mai 1871. Coup de feu à l'articulation du genou gauche. Immobilisation. Guérison.

61. S., soldat de ligne. Plaie pénétrante du genou droit. Broiement du plateau articulaire du tibia. Balle logée entre les condyles fémoraux. Amputation primitive. Mort d'infection purulente.

62. S., soldat de ligne. Coup de feu au genou droit. Fracture articulaire du tibia. Amputation primitive. Mort d'infection purulente.

63. Prost, âgé de 30 ans, blessé, le 12 mai 1871, à la porte Maillot. Coup de feu au cou-de-pied gauche. Fracture comminutive de la malléole gauche. Traitement par la conservation. Extraction des esquilles. Guérison avec ankylose.

Hôpital du Gros-Caillou.

64. Cotin, âgé de 31 ans, blessé à la barrière d'Enfer, le 23 mai 1871. Fracture comminutive du fémur droit au tiers supérieur. Immobilisation. Guérison.

Hospice des Petits-Ménages.

65. Michel (Joseph), âgé de 24 ans, blessé à Issy, le 12 mai. Fracture comminutive sous-trochantérienne. Immobilisation avec l'appareil de Scultet. Guérison.

66. Boisseau, âgé de 37 ans, blessé, le 5 avril, dans la tranchée de Châtillon. Fracture comminutive des deux os de la jambe au tiers inférieur (observation incomplète).

Hôpital Necker.

67. Poireau (Jean), âgé de 23 ans, soldat de ligne, entré le 2 décembre 1871 pour une fracture de l'humérus droit. Amputation primitive le même jour. Mort d'infection purulente le 1er janvier 1871.

68. Besnus (Hippolyte), âgé de 41 ans, capitaine de ligne, entré le 30 novembre 1870. Fracture comminutive de la jambe. Amputation le troisième jour. Mort le 9 décembre d'infection purulente.

69. Fournerey (Claude), soldat, âgé de 23 ans, entré le 2 décembre 1870 pour une plaie de la main par une balle. Amputation consécutive du médius droit, le 11 décembre. Mort d'infection purulente le 20 décembre.

70. André (Romain), soldat, âgé de 24 ans, entré le 2 décembre 1870, pour une plaie de la main gauche par une balle. Amputation consécutive de l'indicateur. Mort d'infection purulente le 19 janvier 1871.

71. Minaud (François-Alexandre), journalier, âgé de 39 ans, entré le 5 janvier 1781 pour une fracture comminutive du fémur par un éclat d'obus. Amputation primitive le 6 janvier. Mort d'infection purulente le 12 janvier 1871.

72. Bréon (Julien), compositeur âgé de 48 ans, entré le 5 janvier 1871 pour une fracture comminutive de la jambé par un éclat d'obus le 11 janvier. Amputation primitive. Mort d'infection purulente le 16 janvier 1872.

73. Faillet (Jean-Baptiste), marchand de vins, âgé de 40 ans, entré la 4 avril pour une fracture comminutive de l'humérus gauche. Désarticulation primitive de l'épaule gauche le 5 avril. Guérison le 10 mai 1871.

74. Deshays (Georges), gaînier, âgé de 23 ans, entré le 17 avril pour une fracture comminutive de la jambe droite. Amputation le même jour. Guérison le 5 juin 1871.

75. Guzar (Jean), terrassier, âgé de 33 ans, fracture com-

minutive de la cuisse. Amputation consécutive. Mort le 20 février 1871 d'infection purulente.

Ainsi sur quatre-vingt un cas observés, on a comme résultat :

1º Opérations primitives :
5 guérisons;
7 morts.

2º Opérations consécutives et tentatives de conservation :
1 guérison ;
9 morts.

3º Conservations :
40 guérisons.
19 morts.

CONCLUSIONS.

Il suffit de jeter un coup d'œil sur le relevé de ces blessures, pour se convaincre que le traitement de fractures comminutives par la conservation donne le meilleur résultat. Est-ce aussi à cette méthode-là qu'on doit donner la préférence. Mais après avoir passé en revue tous les moyens qu'offre l'art de guérir, placé devant la certitude de la mort si vous attendez, vous ne devez hésiter un seul instant et amputer immédiatement. Si dans le premier cas, en amputant mal à propos, vous faites un réprouvé, un homme à la charge de la société, dans le second cas, vous privez la société d'un homme qui, bien qu'il soit privé d'un membre, peut faire des travaux, rendre quelques services à la société en retour de quelque argent qui assure son existence et celle de sa famille. Quand on a reconnu l'impossibilité de conserver le membre, on doit amputer sur-le-champ. On a bien plus de chances de succès en le faisant, que de rester dans une attente de symptômes fâcheux qui forcent la main du chigien de procéder à l'ablation. Nous nous sommes assez longuement étendu sur ce sujet. Si nous y revenons, c'est pour poser les conclusions suivantes, empruntées du reste à l'illustre Larrey et à la pratique des plus éminents praticiens de la capitale.

Dans les grandes dilacérations des tissus, c'est la gangrène qui s'ensuit. Or dans le cas de gangrène traumatique, il faut pratiquer l'amputation sans attendre qu'elle soit bornée, lorsqu'elle est le résultat d'une cause mécanique et qu'elle expose la vie du blessé. Que de mécomptes, lorsqu'on s'écarte de ce principe, et quelle influence heureuse et bienfaisante exerce une amputation en temps opportun sur une collectivité d'hommes habitués à vivre en commun, comme par exemple un régiment de soldats, un atelier d'ouvriers ! La vue seule d'un invalide de guerre ou du travail, les rassure et leur inspire le plus grand courage.

Larrey rapporte à cette occasion l'anecdote d'Ambroise Paré ·

« Demandé avec instance par le duc de Guise,
« assiégé dans Metz, pour les blessés de son
« armée qui étaient sans secours, ce grand
« chirurgien fut présenté sur la brèche à tous les
« soldats consternés ; ils firent éclater aussitôt

« les démonstrations de la joie la plus vive et
« s'écrièrent : Nous ne pouvons plus mourir, s'il
« arrive que nous soyons blessés, puisque Paré
« est parmi nous. Le courage se ranima, et la
« confiance dans l'habile chirurgien contribua à
« la conservation d'une place devant laquelle une
« armée formidable fut détruite. »

COMBAT DE VILLEJUIF

CHAPITRE III.

Le 30 septembre, par une belle matinée, nous nous rendîmes avec notre ambulance à Villejuif. La division commandée par le général Maud'huy essuya à Chevilly, l'Hay, Choisy-le-Roi, dans la reconnaissance qu'elle voulut faire des villages et des forces ennemies, un combat très-vif où près de 500 hommes furent blessés. Arrivés dans le village, nous priâmes l'intendant général d'accepter nos services, ce que l'on nous accorda avec bienveillance et courtoisie parfaites. L'encombrement de voitures était tel qu'il nous fut impossible d'aller sur le champ de bataille pour relever les blessés ; nous nous sommes contenté de donner nos soins aux blessés qui se sont trouvés alors dans le village.

Nous entrâmes dans une maison d'où des plaintes, des gémissements, des cris de souffrance se firent entendre ; les blessés étaient cou-

chés sur la paille, assez bien couverts et grelo-
tant de froid à cette heure du matin ; les blessures
étaient peu graves et n'exigèrent que des pansements simples, auxquels nous procédâmes avec
d'autres chirurgiens de l'ambulance. Quelques
cas cependant nous obligèrent à l'extraction immédiate des balles ; un entre autres où le blessé,
en proie à de vives souffrances, ne se calma qu'a-
près l'opération terminée. La blessure n'était
pourtant pas grave : une balle était entrée au-
dessus du tiers externe de la clavicule, avait fait
le tour de l'épaule et s'était arrêtée à la face postérieure de l'angle inférieur de l'omoplate. L'incision linéaire, faite au niveau de la balle, nous
a permis de l'extraire sans difficulté. Cependant je dois placer ici une remarque : les balles
prussiennes sont généralement très-petites, mais
elles exigent des incisions plus longues qu'on
ne le croit ordinairement de prime abord.

Dans le cas que je viens de citer, l'incision ne
se trouvant pas assez longue, nous fûmes obligé
de l'allonger, l'énucléation de la balle n'ayant été
possible qu'à cette condition.

Le second malade qui se prêta à mon observation était un sergent-major au 18ᵉ régiment de
marche. Une balle, après avoir perforé la joue

gauche, fracturé le maxillaire inférieur, était allée se loger à la base de la langue. Le gonflement de la langue et des joues rendit difficile l'explo- ration de la région lésée ; cependant le doigt ex- plorateur put sentir la balle enchâtonnée dans les muscles génio-hyoïdiens et glosso-hyoïdiens. L'extraction, je pense, eût été facile ; cependant M. le baron Larrey jugea à propos de l'ajourner, à cause d'une agitation violente du blessé.

D'une manière générale, les blessés de guerre sont souvent en proie à une très-vive surexcita- tion ; tantôt pris d'un délire guerrier, dernières traces des rêves évanouis de la gloire ; tantôt mis dans un état de découragement, ils s'adonnent à un désespoir au delà de toute expression.

Qui pourra compter les nuances innombrables dans les divers individus et dans les différents âges de la vie, qui impriment un cachet parti- culier aux blessures de guerre ? Autant d'indivi- dus, autant d'expressions différentes occasionnées par des traumatismes, et pourtant le genre de lésion est le même. On dit que le noyé, avant sa mort, revoit de sa vie passée toutes les images agréables qui arrivent en foule à l'esprit.

Celui qui se noie revoit ses parents, sa de- meure, son village. Il semble que la montagne

d'eau qui vous étouffe, représente un vaste mi-
roir où l'on retrouve toutes les images chéries
laissées sur la rive lointaine.

L'idée de la mort, qui s'offre fréquemment
d'elle-même à tout blessé, dispose son esprit à
rappeler toutes les impressions du dehors et du
dedans; impressions qui sommeillaient avant,
pendant longtemps, dans l'âme du pauvre trou-
pier. Le souvenir confus de sa famille, celui des
jouissances de son enfance, le souvenir de son
village, reviennent à sa mémoire ; il invoque le
doux nom de sa mère au moment où il a besoin
le plus de son secours, de ses mots d'amitié, de
douces caresses, et de maternelles consolations.
Vous entendez s'écrier d'intervalles en intervalles : « Comment ferai-je pour faire vivre ma
mère ! » et le pauvre soldat regarde sa main mu-
tilée. Ceci explique les différents délires passa-
gers que l'on voit sur le champ de bataille, les
diverses manières de se comporter pour les
mêmes lésions traumatiques. Et alors, les pa-
roles douces et affectueuses du chirurgien sont
bien venues et reçues avec reconnaissance ; remarque qu'ont pu faire les assistants au combat
de Villejuif.

Le chirurgien appelé par son devoir sur le

champ de bataille ne doit jamais perdre de vue ni les différentes formes que peut affecter la guerre, ni l'état moral des deux partis combattants.

Que voyons-nous donc à Paris au temps où nous vivons? Tout un peuple en armes, abandonnant ses affaires, sa famille, le foyer domestique, pour courir à la défense de sa patrie menacée, envahie, foulée aux pieds par des hordes barbares et implacables, sourd aux gémissements des enfants et des femmes! Un peuple, dans une telle situation, peut-il avoir, dans la douleur, le calme, la résignation, incompatibles, du reste, avec le génie de la nation française?

Les Allemands, au contraire, froids par nature, marchant au combat sous une loi inflexible, compatible avec leur tempérament.

Le contraste est frappant, et la conduite du médecin variera suivant la nationalité à laquelle appartient le blessé.

Pour la manière de conduire la guerre, il me suffit de citer quelques lignes de Végèce (1).

(1) Flavius Vegecius Renatus fut le premier qui traita dogmatiquement de la science militaire : il dédia à l'empereur Valentinien II un *Epitome institutionum rei militaris*, qui contient

« Ne disposez jamais vos tróupes en bataille rangée, que vous n'en ayez éprouvé la valeur par des escarmouches ; cherchez à réduire l'ennemi par la famine, par la terreur, par les surprises, plus que par les batailles ; car dans ces dernières le hasard a une grande part. »

Faut-il insister encore sur l'ordre de bataille, sur les divers genres d'engagement, pour démontrer que les plaies de guerre varient suivant ces différents modes de faire la guerre ? — On comprend facilement combien il est utile d'avoir présentes à l'esprit de semblables distinctions pour n'être pas pris au dépourvu.

Je dois classer les traumatismes que j'ai eu l'occasion d'observer par ordre de fréquence :

1° Contusions simples ;

2ᵃ Plaies par armes à feu sans complications, n'intéressant que les parties molles ;

3° Plaies compliquées par le séjour plus ou moins prolongé de corps étrangers, tels que des fragments de projectiles, des débris de vêtements, etc.;

des principes, des maximes générales qui non-seulement n'ont pas perdu leur utilité, mais qui sont d'une actualité frappante et que les Prussiens, en substituant l'astuce à la force, se sont tant de fois évertués de nous rappeler.

4° Plaies par armes à feu compliquées de fractures;

5° Plaies par armes à feu avec hémorrhagie.

Jadis on croyait, et ce n'était pas à tort, que
les projectiles blessaient les gros vaisseaux, de
telle sorte que l'écoulement sanguin était empê-
ché comme dans les plaies par contusion ou par
arrachement. Je ne voudrais pas étendre cette
remarque à la totalité des blessures de guerre;
mais, pour ma part, je n'ai vu aucune hémorrhagie grave, ni moi personnellement, ni mes
collègues des autres ambulances.

On nous dit qu'au moment où l'on aborde le
blessé, l'hémorrhagie peut être arrêtée sponta-
nément par le fait d'une syncope ou par toute
autre cause, et, qu'un instant après, elle se re-
produit. L'allégation n'est pas exacte. Pour que
l'hémorrhagie s'arrête par syncope, il faut que le
blessé subisse une perte abondante de sang; l'existence de l'hémorrhagie est donc facile à consta-
ter. Cette constatation présente quelque difficulté,
lorsque la cessation de l'hémorrhagie, par le fait
d'un mâchonnement des muscles, arrive à former
un bouchon capable d'obturer la plaie du vaisseau : d'où l'arrêt momentané du sang, rareté
relative de l'hémorrhagie, qu'une exploration in-

tempestive fait renouveler en tuant le malade, si les secours n'arrivent pas au temps voulu.

On voit bien que l'ancienne opinion sur la rareté de l'hémorrhagie dans les plaies par armes à feu n'est pas si erronée qu'on veut bien nous le dire; du moins sa fréquence n'a pas été constatée au combat de Villejuif. C'est une pure vue d'esprit qu'on nous donne pour le résultat de l'expérience.

Le médecin tant soit peu instruit trouvera facilement des moyens pour faire face à toutes les éventualités prévues. Les pansements simples n'exigent pas d'indications spéciales pour les plaies de guerre. On doit se servir de tout ce que l'on trouve sous la main pour construire un appareil à fracture, tels que des branches, des planches, des fourreaux de baïonnettes, des lanières de cuir, des faisceaux de paille, de mouchoirs, etc.

Pour arrêter les hémorrhagies, on doit lier les deux bouts de l'artère le plus promptement possible, ce qui est généralement facile pour les vaisseaux superficiels. L'hémorrhagie provenant d'un vaisseau profond peut présenter souvent des difficultés; on doit chercher toujours à les surmonter et avoir recours aux substances chimiques seulement comme moyen extrême pour arrêter le sang du vaisseau lésé.

Un appareil compressif sur la plaie ou sur le trajet du vaisseau suspect de blessure est bien préférable à toutes les substances hémostatiques.

Une conférence fort intéressante sur ce sujet a été faite par M. le professeur Verneuil.

M. Verneuil condamne avec beaucoup de raison l'abus funeste du perchlorure de fer. Malheureusement on est souvent obligé, malgré la meilleure volonté du monde, d'avoir recours, sinon au perchlorure de fer, au moins à un autre hémostatique, comme l'eau de Pagliari, l'eau de Rabel, etc.

Est-il besoin d'ajouter que le genre et la fréquence de telle ou telle plaie sont subordonnés au genre de combat qui se livre, à sa durée, à son acharnement, à la configuration du terrain, etc.? Dans ces différents combats, les plaies peuvent varier depuis la simple contusion jusqu'aux plus effroyables dilacérations, où ni l'habileté du chirurgien, ni la promptitude des secours ne pourront arrêter les désastreux effets des blessures. Ainsi, aujourd'hui les armes de précision jouent le plus grand rôle; le tir rapide

et à grande distance produit à lui seul la majo-
rité de blessures que j'ai classées précédemment
par ordre de fréquence. Quant aux luxations et
aux plaies par armes blanches avec ou sans complications, elles sont rares; on comprend facilement
pourquoi ; la charge à la baïonnette et celle de
cavalerie se font moins souvent, pour les raisons
que j'ai indiquées ; à l'affaire de Villejuif, les
troupes françaises, avec leur bravoure habituelle,
ont chargé à deux reprises les troupes ennemies; les Prussiens, abrités derrière leurs barri-
cades, faisaient pleuvoir une avalanche de projectiles sur les braves troupiers, sans chercher
aucunement à les repousser la baïonnette à la
main, ce que nous avons eu l'occasion de con-
stater le lendemain de la bataille. Allés pour en-
terrer les morts, nous les vîmes épars sur cette
vaste plaine qui sépare Villejuif de Choisy-le-Roy,
Chevilly et l'Hay, quelques-uns tout près des
lignes prussiennes, mais tous avaient été tués par
armes à feu.

Dois-je parler d'une foule de blessures peu
graves pour la santé de l'individu, peu intéres-
santes pour la science? Il avait suffi, pour la plupart, de pansements simples, renouvelables jour-
nellement, pour obtenir la guérison. Cependant,

je dois placer ici une suite d'observations de blessures graves qui ont exigé toute la sollicitude des
médecins, sinon pour les guérir, au moins pour
obtenir la diminution de souffrances auxquelles
nos blessés s'étaient trouvés en proie.

PREMIÈRE OBSERVATION.

Faure (Paul), sergent-major au 93ᵉ régiment.
1ᵉʳ bataillon, 2ᵉ compagnie, âgé de 22 ans, né
à Sault, département des Bouches-du-Rhône. La
balle, entrée par le septième espace intercostal,
perfora le diaphragme, sortit par la paroi abdo-
minale, au niveau de la fosse iliaque, en entraî-
nant à sa suite un fragment de 20 centimètres
d'épiploon.

Le blessé éprouvait des suffocations, des
angoisses, des syncopes; il avait le visage pâle,
les yeux ternes, le pouls insensible et les extrémités froides, enfin son existence me paraissait
devoir cesser à tout moment. Mon devoir se
borna à lui procurer des soulagements, ce que
j'ai obtenu non sans peine. La plaie de poitrine
fut compliquée d'une plaie d'abdomen et d'une
péritonite.

La péritonite consécutive marcha, on le pense
bien, avec une rapidité effrayante, en donnant

au blessé des douleurs horribles. L'eau froide, faute de glace, l'opium, ramenèrent quelque calme, procurèrent quelque soulagement.

Blessé à 9 heures du matin, il mourut à 5 heures 45 du soir. L'autopsie, malgré nos démarches, n'ayant pu être faite, les ravages produits par la blessure n'ont pas été constatés *de visu*, comme je le désirais.

Les auteurs, Ambroise Paré entre autres, ont recommandé de ne point fermer les plaies pénétrantes de poitrine, lorsqu'elles sont surtout accompagnées d'hémorrhagies, afin de prévenir l'épanchement ; ils conseillent, au contraire, de faciliter l'issue du sang par une position convenable, par le débridement de la plaie, l'introduction des canules ou des bandelettes de linge effilé : cependant les anciens avaient coutume de les fermer, et quelques-uns même se sont servis de la suture pour rendre l'observation plus exacte.

J'avais suivi exactement le précepte d'Ambroise Paré, comme m'ayant paru le plus rationnel. Une bandelette de linge, introduite dans la plaie, laissa suinter goutte à goutte le liquide accumulé dans la plèvre. Cette évacuation procura au malade un calme relatif, *laissa la respiration plus libre et plus ample*, lui rendit la parole plus intelligible.

DEUXIÈME OBSERVATION.

Le malade est un soldat d'infanterie de ligne dont je n'ai pu connaître le nom.

Plaie pénétrante de poitrine ; épanchement sanguin dans la plèvre droite ; des nausées continuelles fatiguaient le malade, sans qu'il pût vomir. L'administration d'un vomitif, aidant à rendre les aliments que le blessé avait ingérés le matin avant la bataille, les secousses de vomissements avaient fait expulser une partie du sang épanché dans la plèvre. Par le fait de cette expulsion, le malade se trouva bien soulagé, et son état nous donna de l'espoir ; je n'ose cependant affirmer sa guérison, n'ayant pu suivre la marche de la maladie.

TROISIÈME OBSERVATION.

Un soldat de ligne fut atteint par une balle qui lui traversa le bras. Ce blessé, quoique très-affaibli par l'hémorrhagie qui avait eu lieu à l'instant du coup, éprouvait les plus vives douleurs et les exprimait par des crix affreux. Un léger débridement et un pansement simple inamovible furent pratiqués. L'hémorrhagie s'arrêta d'elle-même, et pour détruire les effets de la douleur on pratiqua les frictions avec du chloroforme.

Il est encore arrivé dans cette petite campagne que des hommes ont reçu de très-légères blessures aux épaules, sans lésion des os. Comme plaies, elles ne méritent pas de mention spéciale, mais la lésion de quelques rameaux nerveux et superficiels des paires cervicales doit arrêter l'attention du chirurgien. La paralysie peut s'ensuivre et exiger un traitement indiqué contre les paralysies.

Le lendemain du combat, ma curiosité fut grande de contempler le théâtre de la lutte, de voir l'attitude qu'avaient les morts au moment où ils ont été frappés. Les descriptions en sont si nombreuses que je m'attendais à voir ces attitudes menaçantes, projetées en avant, *l'arme tenue encore en joue*, mains levées et jointes, tête renversée en arrière, bras levé pour menacer ou pour parer le coup.

Il n'en était pas ainsi. La plupart, couchés à plat ventre ou sur le côté, cuisses étendues, face livide et démesurément gonflée, avaient l'air calme et résigné; d'autres, frappés par la mitraille, étaient restés tels quels, c'est-à-dire la face contre terre. Tous avaient, pour le dire en passant, leurs poches retournées, ce qui prouve qu'ils ont été fouillés par des maraudeurs peu soucieux de la propriété d'autrui.

———

Telle est l'esquisse rapide des souvenirs qui se sont gravés dans ma mémoire. Je dois ajouter, cependant, quelques mots sur *le service de santé*, l'organisation et le fonctionnement de ce service. Sous la surveillance du chirurgien en chef de l'armée et la direction de l'intendant général, les nombreuses ambulances fonctionnèrent avec un ordre admirable. La parole sympathique de M. le baron Larrey soutint bien des découragements, apaisa bien des surexcitations, maintint le calme au milieu des émotions et des angoisses de la journée.

Une petite observation sur les ambulances de rempart. L'idée de les établir était bonne, mais on n'a pas su l'utiliser. Les nouveaux administrateurs placés à la tête des affaires poursuivent en tâtonnant, avec plus de bon vouloir que de savoir, l'organisation de divers services de santé.

« Il est évident que les besoins du service de santé
se font sentir avec le plus d'énergie à la circonférence de l'armée et derrière le champ de bataille sur la ligne des combats renaissants ou des
sanglantes batailles que sur les points en amont,
qui sont les étapes successives des évacuations.
Le principe est de pourvoir à ce qui est urgent
au moyen des ambulances et de les débarrasser
sans délai en vue des éventualités du lendemain.
Aux heures qui suivent les grandes collisions, il
n'y a jamais assez de mains chirurgicales, assez
de gîtes d'évacuations, assez d'hôpitaux temporaires de première ligne. C'est donc en ces points
qu'il faut concentrer les ressources d'assistance
active et simultanée. »

On peut diviser les ambulances en deux clas-
ses :

1º Ambulances temporaires, établies près ou
en dehors des remparts, que j'appellerai *ambulances de première ligne.*

2º Ambulances du centre, ou de *seconde ligne,*
établies dans les édifices publics. Ces derniers,
au point de vue de leur organisation, ne laissent,
ce me semble, rien à désirer. Les vastes salles
reliées par de larges couloirs permettent aux

malades dont les blessures sont peu graves de se promener et d'attendre aussi leur guérison. L'installation des baraquements est une innovation malheureuse qui pourra coûter cher à la population de Paris. Par un temps pluvieux, les malades, condamnés à rester dans leurs lits ou à circuler dans un espace étroit et resserré, entre deux rangées de lits, rendront l'air rapidement vicié, infecteront non-seulement la salle, mais les maisons avoisinantes. On s'était servi, me répondra-t-on, de tentes en Orient : mais on n'avait pu faire autrement. Les édifices publics y avaient été occupés; il y avait danger de placer les blessés dans des maisons particulières, à cause de la peste; on avait alors recours à des tentes, et l'on s'en est bien trouvé.

Pour les ambulances de première ligne, dites ambulances de rempart, il faut que le service soit bien réglé, que l'exercice en soit confié à des hommes assidus et instruits, et que les médecins évitent des lenteurs pénibles pour les malades; enfin qu'un local commode et bien disposé pour ce genre de service ôte à la négligence tout prétexte et toute excuse.

TABLE DES MATIÈRES.

A. Parent, imprimeur de la Faculté de Médecine, rue Mr-le-Prince, 31.

9 782014 071757